AF329310

Docteur J. **HOMMEY**

LUTTE
CONTRE LA TUBERCULOSE

APPLICATION

DE LA LOI DU 7 SEPTEMBRE 1919

ALENÇON

IMPRIMERIE ALENÇONNAISE, 11, RUE DES MARCHERIES

1922

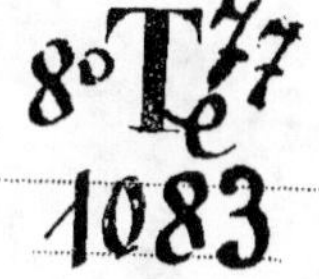

LUTTE CONTRE LA TUBERCULOSE

APPLICATION
de la loi du 7 Septembre 1919

Aux termes de l'article 5 de la loi du 7 septembre 1919,
« les départements qui ne possèdent pas de sanatoriums où
« puissent être hospitalisés par leurs soins les tuberculeux
« relevant du service départemental de l'assistance médi-
« cale gratuite seront tenus, dans un délai de cinq ans, à
« partir de la promulgation de la présente loi, d'assurer
« cette hospitalisation en passant un traité à cet effet avec
« un sanatorium public ou, à défaut, avec un sanatorium
« privé.

« Si le Conseil général n'a pas pris dans le délai imparti
« ci-dessus, de délibération réglant la matière, il y sera
« pourvu par décret pris après avis du Conseil d'Etat.

« Dans le cas où un département traite avec un sanatorium
« privé, le traité devra être approuvé par arrêté du ministre
« de l'Intérieur qui fixera le prix de journée d'entretien de
« ces malades, ledit prix étant revisable tous les ans.

« L'Etat participera au payement des dépenses d'entre-
« tien des malades ainsi admis dans les sanatoriums privés
« dans les conditions prévues à l'article 3 de la présente
« loi. »

Dans sa séance du 3 mai 1921, le Conseil général a renouvelé
les pouvoirs de la Commission spéciale nommée le 21 août
1917 pour étudier la construction d'un sanatorium interdépartemental ou le rattachement du département à un ou
plusieurs établissements déjà existants.

Cette Commission s'est réunie une première fois le 11 avril
à Laval avec les représentants de la Mayenne et de la Manche
pour étudier la transformation en sanatorium de la station
sanitaire de Clavières. La seconde réunion s'est tenue le
19 avril courant, à la Préfecture, sous ma présidence.

Après avoir entendu le rapport présenté par M. le docteur
Hommey, la Commission spéciale a exprimé l'avis qu'il y

avait lieu : 1º de poursuivre l'application de la loi du 7 septembre 1919 en décidant le rattachement du département au sanatorium privé de Villepinte pour l'hospitalisation des femmes atteintes de tuberculose ; 2º de continuer les pourparlers engagés avec le département de la Mayenne pour la transformation de Clavières en sanatorium et avec l'administration du sanatorium privé de Bel-Air, les renseignements fournis à la Commission sur les charges qui incomberaient au département suivant qu'il serait rattaché à l'un ou l'autre de ces établissements et les garanties offertes ne lui ayant pas paru suffisants.

J'ai l'honneur de communiquer ci-après au Conseil général le rapport de M. le docteur Hommey.

J'annexerai au dossier que je déposerai sur le bureau de l'Assemblée départementale, à l'ouverture de la session, les notices établies par le rapporteur sur chacun des établissements envisagés ainsi que le projet du traité à passer avec l'œuvre privée de Villepinte reconnue d'utilité publique.

Je prie le Conseil général de vouloir bien délibérer sur cette affaire et m'autoriser, s'il le juge utile, à signer le traité avec l'œuvre de Villepinte pour l'hospitalisation des femmes tuberculeuses jusqu'à concurrence d'un minimum de sept lits, nombre qui paraît suffisant si l'on prend pour base le chiffre généralement admis de un lit pour mille assistés inscrits sur les listes d'assistance médicale gratuite. La dépense d'installation qui résulterait de cette tractation peut être évaluée théoriquement à 10.000 francs par lits, mais elle sera réduite dans la proportion même où l'Etat contribuera à la dépense par une subvention qui peut atteindre 50 %. Lorsque le montant de la participation de l'Etat sera connu, je saisirai le Conseil général d'une demande régulière de crédits.

Enfin, je demande à l'Assemblée départementale de vouloir bien proroger les pouvoirs de sa Commission spéciale pour continuer l'étude de la question en ce qui concerne le rattachement à Clavières ou à Bel-Air pour l'hospitalisation des hommes.

Rapport de M. le docteur Hommey.

A la séance du 21 août 1917, le Conseil général de l'Orne, se rallia à une proposition du Conseil général du Calvados pour instituer entre les trois départements de la Basse-Normandie, du Calvados, de la Manche et de l'Orne, une commission interdépartementale, ayant pour but de rechercher les moyens de lutter contre la tuberculose.

Cette Commission composée, pour le département de l'Orne, de MM. le docteur Bouteillier, docteur Poulain, Tournoüer et le docteur Hommey, se réunit pour la première fois à Caen, le 20 mars 1918.

Le docteur Moutier, conseiller général du Calvados, et promoteur de la proposition, exposa que le but poursuivi était la création d'un établissement interdépartemental destiné à recevoir les tuberculeux dont l'état était susceptible de guérison, établissement agricole, sorte de Preventorium, mais qu'il ne s'agissait nullement d'un sanatorium de cure et encore moins d'un hôpital.

Il estimait qu'en raison du climat et des vents dominants de la Manche et du Calvados, cet établissement devait être crée dans l'Orne.

La Commission adopta ces propositions ; des délégués furent désignés pour rechercher l'endroit le plus propice à l'édification de l'établissement projeté, et à la session d'avril 1918, le Conseil général de l'Orne ratifia la proposition.

Si l'unanimité s'était faite entre les membres de la Commission interdépartementale, à la première réunion, à Caen, de cette Commission, il sembla, à la deuxième réunion que le département du Calvados envisageait avec moins d'enthousiasme la réalisation du projet dont il avait pris l'initiative.

Il fut décidé néanmoins de continuer les recherches.

Plusieurs localités susceptibles d'être utilisées pour cette création furent visitées, et le choix des délégués s'arrêta au domaine du Tertre, commune de Saint-Nicolas-des-Bois.

La Commission interdépartementale se réunit, le 5 juin 1919, à Saint-Nicolas même. Elle reconnut que l'emplacement choisi répondait à tous les points de vue aux conditions exigées pour l'édification de l'établissement et que l'inconvénient de l'éloignement de la gare (6 kilomètres) signalé par la délégation de l'Orne, pouvait facilement être résolu.

Le 6 septembre 1919, le département de la Manche donna son approbation entière au projet, approbation que donna à son tour le Conseil général de l'Orne à la séance du 15 octobre 1919. Mais le département du Calvados demanda une nouvelle réunion de la Commission à Saint-Nicolas pour étudier la question de l'alimentation en eau.

A cette réunion, qui eut lieu le 10 août 1920, la délégation du Calvados imposa le chiffre de 100 mètres cubes comme quantité journalière minimum d'eau qui devait être fournie sur place.

Pour quiconque connaît quelque peu les ressources en eau que peuvent fournir sur place ces régions des terrains anciens, poser la question était la résoudre et solutionner définitivement par la négative la création de l'établissement, non seulement à Saint-Nicolas, mais dans toute la zone indiquée comme propice à cette fondation.

Si l'on songe que la quantité d'eau reconnue suffisante pour assurer dans les campagnes et les petites villes au-dessous de 5.000 habitants, non seulement l'alimentation en eau potable, mais aussi les besoins agricoles et les services publics, est évaluée en moyenne à 50 litres par jour et par habitant, on peut être étonné que pour un établissement de 200 lits au maximum le département du Calvados ait cru devoir exiger la même quantité d'eau qui eût été nécessaire à une agglomération de 2.000 habitants.

Quoi qu'il en soit, par lettre du 13 novembre 1920, le Préfet du Calvados faisait savoir que le Conseil général du Calvados avait décidé d'abandonner le projet d'établir *un sanatorium* interdépartemental à Saint-Nicolas-des-Bois.

Quel que soit l'intérêt qu'il y aurait eu à créer un établissement commun aux trois départements qui constituent la troisième région économique, et à utiliser les conditions exceptionnelles d'altitude, d'exposition et de climat qu'offrent pour un tel établissement les coteaux du flanc méridional des collines de Normandie en face desquels s'étendent de grandes plaines ensoleillées, la décision prise par le Calvados l'aurait probablement été, sans invoquer l'insuffisance de l'eau, par les autres départements, car la proposition faite par ce département en 1917 était en quelque sorte devenue caduque du fait de la loi du 7 septembre 1919.

Il ne s'agissait pas, en effet, d'établir à Saint-Nicolas *un sanatorium* comme l'indique la lettre de M. le Préfet du Calvados, mais un établissement qui ne fut ni *sanatorium* ni *hôpital*. Or, la loi du 7 septembre 1919 a imposé aux départements des obligations bien déterminées et les Assemblées départementales ne songeront pas sans doute à engager actuellement, dans la lutte contre la tuberculose, d'autres dépenses que celles spécifiées dans cette loi.

L'article 5 en effet est ainsi conçu :

« Les départements qui ne possèdent pas de sanatorium
« où puissent être hospitalisés par leurs soins les tuberculeux
« relevant du service départemental de l'assistance médi-
« cale gratuite, seront tenus dans un délai de 5 ans à partir
« de la promulgation de la loi, d'assurer cette hospitalisation
« en passant un traité à cet effet avec un sanatorium public
« ou, à défaut, avec un sanatorium privé. »

Créer un sanatorium pour le seul département de l'Orne, même avec la participation d'autres départements, serait évidemment désirable ; ce serait engager véritablement la lutte contre la tuberculose, en fournissant à tous, quelle que soit la situation sociale de chacun, les moyens reconnus les plus propres à guérir ceux qui sont touchés, à protéger ceux qui ne le sont pas encore. Mais l'obligation pour les départements, du fait de la loi Honorat, d'assurer des lits dans des sanatoriums publics ou privés, pour les seuls assistés, va sans doute arrêter l'initiative des Assemblées départemen- tales dans la lutte générale contre la tuberculose, et limiter leur action à l'adjonction d'un simple alinéa au chapitre de l'assistance publique.

Etant donné l'importance des sommes qu'il eût été néces saire d'engager pour créer un établissement, même interdépartemental ; considérant d'autre part le petit nombre de lits nécessaires pour assurer l'exécution de la loi, il semble bien que, dans l'Orne, la question doive être résolue en passant des traités avec les établissements déjà existants ou en voie de création.

Ce sera d'ailleurs répondre au vœu adopté par le Conseil général à la séance du 18 août 1919, sur la proposition de notre collègue, M. de Ludre.

Nombre de lits à prévoir. — On a souvent admis que le chiffre de base pour l'installation d'un sanatorium départemental, toutes formes de tuberculose, curables et améliorables comprises, était de un lit pour 5.000 habitants.

On considère ce chiffre, actuellement, comme absolument insuffisant.

Dans l'Eure-et-Loir, département où la mortalité tuberculeuse semble être au-dessous de la mortalité moyenne de la France, on estime que 220 lits de sanatorium étaient nécessaires pour les 275.000 habitants. Si l'on accepte ce chiffre de base, il faudrait donc prévoir un lit pour 1.200 habitants environ. Au Congrès des organisations antituberculeuses de l'Ouest tenu à Rennes les 12 et 15 juillet 1921, le chiffre de base a été fixé à 1 pour 1.000 habitants.

Le département de l'Orne, dont la population égale celle de l'Eure-et-Loir, comptait en 1921 13.903 assistés. Ce serait donc 14 lits tant chirurgicaux que médicaux, dont le département doit s'assurer par traités, la libre disposition dans des sanatoriums extra-départementaux.

Nous proposons ce chiffre de 14, que beaucoup considèrent comme insuffisant.

Dans quelles conditions ces traités peuvent-ils être passés ?

La loi envisage trois sortes de sanatoriums.

A) *Les sanatoriums publics*, dont la gestion est assurée par l'Etat, les départements, les communes ou les établissements publics.

L'Etat participe aux dépenses de fonctionnement de ces établissements.

Une subvention pouvant aller jusqu'à 50 % est accordée à ces collectivités pour la création, l'aménagement, l'agrandissement, ou la réfection de ces établissements, à la condition qu'ils soient rattachés à un ou plusieurs dispensaires constitués par la loi du 15 avril 1916, qui, elle, n'est pas obligatoire.

Quel que soit le prix de la pension dans un sanatorium public (il n'existe pas plusieurs classes dans ces établissements), le prix de la journée payé au sanatorium par le service départemental de l'assistance médicale gratuite, pour les pensionnaires bénéficiaires de la loi du 15 juillet 1893, est celui fixé pour l'hôpital de rattachement de la circonscription du domicile de secours du malade.

L'Etat, qui participe déjà dans certaines proportions à ces dépenses d'hospitalisation ordinaires, prend intégralement à sa charge la portion supplémentaire dans l'hospitalisation au sanatorium.

B) *Les sanatoriums gérés par les sociétés reconnues d'utilité publique, ou sociétés de secours mutuels.*

Ces établissements *pourront* être assimilés aux sanatoriums publics et bénéficier à ce titre des dispositions prévues pour les sanatoriums publics.

c) *Les sanatoriums privés.*

La question du prix de journée étant résolue par la loi elle-même, et la dépense à la charge du département ne devant pas dépasser le prix de journée d'une hospitalisation locale, le Conseil général n'a donc à envisager dans les conventions à passer avec les sanatoriums que les conditions de fondation de lits.

Malheureusement, les sanatoriums auxquels peut s'adresser le département sont en voie de création ou d'organisation.

Ce sont, pour la plupart, d'anciennes stations sanitaires, créées en 1915 et 1916 par le ministre de l'Intérieur avec le concours du Service de santé militaire, pour recueillir les militaires tuberculeux.

Ces établissements, hâtivement organisés, dans des immeu-

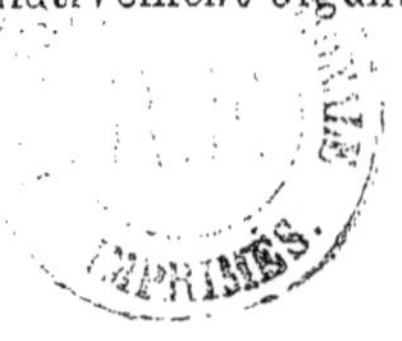

bles dont la destination primitive n'était pas en rapport avec leur affectation actuelle, ne présentent pas toujours les conditions désirables et même requises pour un véritable sanatorium.

Malgré les efforts effectués et les sommes considérables dépensées pour leur aménagement, il reste encore beaucoup à faire pour leur adaptation et leur mise au point.

D'un autre côté, le nombre des places est limité, la plupart des lits sont déjà affectés et l'extension des fondations nécessite pour ces établissements des constructions nouvelles.

Pour réaliser ces améliorations et l'augmentation du nombre de lits, les administrations réclament des départements solliciteurs les capitaux nécessaires, en tenant compte d'ailleurs, dans la fixation de la somme à verser par lit, d'une réduction proportionnelle à la participation éventuelle, accordée par l'Etat, d'après la loi Honorat.

Enfin, il y a lieu de considérer quelles seraient les garanties pour le département, dans le cas où la convention serait passée avec un autre établissement qu'un sanatorium public.

Il semble donc que le choix de l'établissement auquel le département s'adressera pour passer la convention exigée par la loi, devra s'établir sur les trois examens suivants.:

1º Conditions techniques, hygiéniques et pratiques de chaque établissement.

2º Quotité de la part contributive du département pour s'assurer sa fondation.

3º Garanties présentées par le sanatorium pour assurer au département la pérennité de la fondation ou le remboursement total ou partiel du capital versé.

La recherche des établissements avec lesquels des traités pouvaient être passés a naturellement fait l'objet des préoccupations de l'Administration.

Le ministre de l'Hygiène avait indiqué comme pouvant être pressentis les établissements suivants :

Ecouis (Eure) ;

La Chapelle-Saint-Mesmin (Loiret) ;

Clavières (Mayenne) ;

Bel-Air (Indre-et-Loire).

Le Préfet de l'Eure répondit que l'établissement qui devait être installé dans l'ancien collège diocésain d'Ecouis, ne fonctionnait pas encore ; le projet devant entraîner une dépense de 1.100.000 francs était actuellement soumis à l'administration supérieure pour approbation (mars 1921).

Le Préfet du Loiret fit savoir qu'il existait dans le Loiret deux sanatoriums pouvant recevoir l'un 20 malades hommes, l'autre 15 malades femmes, mais que les places étaient réservées aux tuberculeux du Loiret.

Quant à l'ancienne station sanitaire de La Chapelle-Saint-Mesmin dépendant du ministère de l'Hygiène, elle ne dispose que de 40 lits qui sont presque toujours occupés.

Restent donc actuellement deux établissements avec lesquels puisse traiter le département de l'Orne, pour l'hospitalisation de ses tuberculeux hommes : Bel-Air et Clavières.

Ces établissements ne reçoivent que des hommes. Ce qui, d'ailleurs, est conforme aux règlements.

L'établissement de Villepinte pourrait recevoir nos tuberculeuses.

Dans les notices ci-après nous avons envisagé les conditions présentées par chacun de ces établissements au triple point de vue indiqué ci-dessus.

Bel-Air

Le sanatorium de Bel-Air à la Membrolle-sur-Choizille (Indre-et-Loire) est une fondation de la Société de secours aux blessés militaires.

Il comprend 70 lits actuellement réservés.

Cet établissement est situé sur un promontoire de 90 mètres environ d'altitude orienté N. N.-E. —S. S.-O., limité à l'ouest par la Choizille, à l'est par un petit affluent de ce cours d'eau.

Renseignements météorologiques

Moyenne des sept années :

Temp. moyenne annuelle	11°
Moyenne des max.	14°
Moyenne des minima	7,9
Nombre de jours de pluie......	142
Hauteur	64 5

Vents dominants très variables :

En 1914 Ouest
— 1915 —
— 1916 —
— 1917 Nord
— 1918 Nord-Est
— 1919 Sud-Ouest
— 1920 Ouest

Le domaine d'une superficie de 50 hectares est éloigné de 5 à 600 mètres de l'agglomération ; admirablement ensoleillé, avec des terrains plats et des vallonnements, des perspectives agréables et des promenades ombragées, il présente un cadre très reposant et très approprié à un sanatorium.

Le château construit en 1850 a été utilisé en 1917 comme hôpital sanitaire, l'établissement subit alors des transformations importantes et les services généraux furent complètement installés : cuisines, bains, douches, désinfection des crachoirs, en sous-sol, dans le bâtiment principal lui-même ; au rez-de-chaussée et à l'étage : Radio-laboratoire — 6 chambres de malades à dix lits chacune auxquelles on peut reprocher leur aération unilatérale et leur exiguïté pour le nombre de lits qu'elles contiennent, lavabos et vestiaires personnels — chauffage du rez-de-chaussée par calorifère, de l'étage par chauffage central.

Dans des pavillons séparés mais communiquant avec le bâtiment principal par des galeries couvertes, salle de réunion et réfectoire à clôture mobile.

A la ferme, la buanderie très bien aménagée.

L'eau d'alimentation est prélevée à la rivière, filtrée sur

des filtres à sable au départ, sur bougies Chamberlain à la distribution, elle est montée dans le réservoir situé sur le grand bâtiment par un moteur qui en même temps produit l'éclairage électrique.

L'évacuation des eaux se fait dans le cours d'eau après passage dans une fosse septique et sur lits bactériens. Il est néanmoins regrettable que le déversement au cours d'eau se fasse en amont du point où est prélevé l'eau d'alimentation.

Les moyens de communication du département de l'Orne avec cette station sont faciles, La Membrolle étant située sur la ligne du Mans à Tours à 5 kilomètres de cette dernière ville.

La Société de secours aux blessés militaires est toute disposée à transformer l'établissement de Bel-Air qui comprend 70 lits réservés en un sanatorium inter-départemental par l'édification de constructions nouvelles permettant une augmentation de 50 à 60 lits, à la condition que la dépense occasionnée, 600.000 fr., soit payée par le ou les départements intéressés et par le Ministère de l'Hygiène, par application de la loi Honorat.

Actuellement le département de la Sarthe a adopté le principe de prendre Bel-Air comme sanatorium départemental avec une réserve de 20 lits. — Des pourparlers sont également engagés avec le Maine-et-Loire pour 25 lits.

Dix lits resteraient disponibles qui pourraient être réservés par le département de l'Orne.

Cette solution peut être envisagée par le département étant donné les conditions favorables techniques et hygiéniques présentées par cette station et aussi les facilités de communication. Mais elle ne peut être solutionnée actuellement. Il est nécessaire qu'avant tout engagement le sanatorium de Bel-Air qui n'est encore que sanatorium privé soit assimilé à un sanatorium public.

Il est nécessaire aussi que les projets des constructions nouvelles soient approuvés et que la subvention soit accordée. C'est alors seulement que les travaux pourront être exécutés et que pourra être fixée la quote-part demandée à chaque département au prorata du nombre de lits réservés.

Quelles sont les garanties offertes aux départements ? Quels droits pourraient-ils avoir sur cette propriété du fait de leur participation, si elle était vendue, aliénée ou expropriée ?

La Société propriétaire de Bel-Air avait envisagé cette éventualité et tenant compte des charges imposées à un propriétaire pour l'entretien d'un immeuble agrandi, prévoyait une restitution aux départements intéressés dans la proportion de 75 % si l'immeuble était vendu avant 10 ans révolus, 50 % avant 15 ans et rien si l'immeuble fonctionne sous la même direction plus de 15 ans.

Ce barême avait paru insuffisant ; l'administration préfectorale de l'Orne proposa l'un des deux suivants :

Privilège total pendant 15 ans.
   3/4 de 15 à 30 ans.
   1/2 de 30 à 50 ans.
   1/4 de 50 à 75 ans.
ou bien : privilège pendant 50 années avec réduction d'un dizième tous les dix ans.

La discussion n'a pas été poursuivie sur ce sujet. La Société propriétaire de Bel-Air est en effet revenue sur sa suggestion primitive.

Elle estime que Bel-Air appartenant à la Société de secours aux blessés militaires *c'est pour cet établissement une garantie absolue d'existence que l'assimilation et la subvention donnée par l'Etat ne peuvent que renforcer en lui donnant la même continuité qu'à un sanatorium public.*

Quelles que soient les probabilités de cette affirmation elles ne peuvent être un motif suffisant pour le département à abandonner l'inscription au contrat des garanties qui semblent devoir être d'autant plus facilement accordées quelles ont moins de chances d'être invoqués plus tard.

Clavières

La station sanitaire de Clavières est installée dans le domaine du même nom, appartenant au Conseil général de la Mayenne et mis par ce dernier à la disposition du Ministre de l'Intérieur pour y installer une station sanitaire qui fonctionne depuis avril 1916 avec 100 lits.

Cet établissement situé au milieu d'une campagne légèrement vallonnée à l'altitude de 95 mètres est éloigné de toute agglomération.

La température moyenne annuelle est de 11°.

La température moyenne de l'hiver est de 4°.

La température moyenne de l'été est de 17°.

Le nombre de jours de pluie est 140 — la hauteur 0^{m}80.

Les brouillards sont assez fréquents.

Les vents dominants sont ceux de l'ouest et sud-ouest contre lesquels la station est assez bien protégée par des coteaux disposés en demi-cercle.

Orientation de l'établissement : sud.

Un petit bois est à proximité de la station et le parc qui entoure l'établissement est bien aménagé et agréable.

Les salles des malades sont vastes, bien aérées, très ensoleillées. La disposition des galeries de cure est parfaite.

Les services généraux ainsi que les conditions de prélèvement et d'amenée d'eau potable laissent à désirer.

En faveur de Clavières militent une situation isolée, en pleine campagne, une installation convenable pour les malades qui trouveront dans cette station le climat de leur propre pays.

Des améliorations importantes doivent être effectuées pour les services généraux, bains, douches, lavabos, cuisine, stérilisation des crachoirs, l'alimentation en eau et l'évacuation des nuisances — chauffage et éclairage.

La distance de la station à la gare de Meslay, 7 kilomètres, et les difficultés de communication sur la ligne de Château-Gontier à Laval sont des conditions peu favorables.

Le département de la Mayenne a l'intention de créer dans

cette ancienne station sanitaire un sanatorium interdépartemental.

Une Commission composée de représentants de la Manche de la Mayenne et de l'Orne s'est réunie à Laval le 11 avril.

Ils ont envisagé la possibilité de créer un sanatorium autonome sous le contrôle d'une Commission interdépartementale.

Maintien du chiffre de 80 lits, dont 75 à répartir entre les trois départements Manche, Mayenne, Orne.

La somme nécessaire aux améliorations projetées est de 600.000 francs.

La somme réclamée à chaque département serait de : 133.000 francs.

La garantie pour le département serait assurée puisqu'il s'agirait d'un sanatorium départemental, la part contributive du département serait à discuter, ainsi que le nombre de lits réservés.

Villepinte

Pour l'exécution de la loi (Honorat) en ce qui concerne l'hospitalisation des femmes, le département de l'Orne n'a d'autres ressources que de s'adresser à l'œuvre de Villepinte.

Il faut dire d'ailleurs que l'œuvre de Villepinte est un modèle parmi toutes celles qui luttent contre la tuberculose.

Tous les établissements créés par cette Œuvre : Villepinte, Hyères, le Pradet, pour ne citer que les plus importants, sont installés dans des conditions impeccables aux trois points de vue technique, hygiénique et pratique pour leur destination respective. Il n'est pas besoin d'insister.

Des constructions nouvelles permettant d'installer 360 nouveaux lits sont en cours à Villepinte et au Pradet.

Des administrations publiques ou privées ont participé aux frais de construction pour s'assurer des lits dans les divers établissements moyennant le prix forfaitaire de 10.000 fr. par lit, il reste encore 10 à 15 lits de disponibles.

Des entretiens avec Mme la Directrice de l'Œuvre, il résulte que si l'entente s'établit entre le département de l'Orne et l'Œuvre de Villepinte, la participation du département dans les frais de construction à 10.000 fr. par lit serait réduite dans la même proportion que la subvention accordée par l'Etat aux collectivités pour la création et l'aménagement des sanatoriums prévus par la loi du 7 septembre 1919. Ce serait donc une participation de 5 à 6.000 fr. par lit, selon que la subvention de l'Etat serait de 50 à 40 %.

L'Œuvre de Villepinte étant reconnue d'utilité publique est assimilée aux sanatoriums publics ; elle s'engage à mettre à *perpétuité* à la disposition des tuberculeuses présentées par la Préfecture de l'Orne (toutes les tuberculoses fermées ou ouvertes sont reçues à Villepinte), le nombre de lits pour la création desquels le département aurait donné une subvention forfaitaire, mais cette subvention ne constituerait pas pour le département un titre de créance quelconque ou un droit de copropriété sur les immeubles de l'Œuvre.

La Commission nommée par le Conseil général s'est réunie sous la présidence de M. le Préfet de l'Orne, le 19 avril.

Après avoir pris connaissance du rapport ci-dessus et des différents dossiers elle s'est arrêtée aux propositions suivantes qu'elle soumet à l'approbation du Conseil général.

Le nombre de lits nécessaires pour assurer l'exécution de la loi doit être fixé au minimum à 14 — soit 7 lits hommes, 7 lits femmes.

Elle estime que les conditions présentées par les deux sanatoriums de Bel-Air et de Clavières ne sont pas encore suffisamment au point pour arrêter le choix du Conseil général de l'Orne sur l'un ou sur l'autre établissement qui présentent chacun des inconvénients et des avantages. Elle remarque cependant que la proposition du Conseil général de la Mayenne envisage la participation financière du département de l'Orne, dans des proportions dépassant de beaucoup les nécessités imposées par la loi. Elle propose de maintenir les pouvoirs à l'ancienne Commission pour continuer les pourparlers engagés, en ce qui concerne Villepinte étant donné les conditions favorables à tous les points de vue de cette œuvre ; la réduction de la participation financiére, les garanties offertes par le contrat, « la Société s'engageant *à perpétuité* » à recevoir les tuberculeux de l'Orne ; elle propose d'établir immédiatement un contrat entre cette Société et le département pour l'hospitalisation des tuberculeux femmes.

Elle estime que le nombre de lits réservés par le département de l'Orne doit être au minimum de 7. Mais considérant que l'Œuvre de Villepinte reçoit les petites filles, qu'elle reçoit également les *tuberculoses ouvertes*, elle pense qu'il y aurait intérêt pour le département à porter à dix le nombre de lits réservés.

Docteur J. HOMMEY.

IMPRIMERIE ALENÇONNAISE 11, Rue des Marcheries